Mourad Raiah

O enfarte do miocárdio pode ser previsto nas urgências cardiológicas?

Mourad Raiah

O enfarte do miocárdio pode ser previsto nas urgências cardiológicas?

ScienciaScripts

1. Introdução

O enfarte do miocárdio (IM) é uma emergência cardiológica absoluta, cuja incidência permanece elevada. Segundo dados da Organização Mundial de Saúde, dos 50 milhões de mortes anuais em todo o mundo, a doença isquémica do coração é a principal causa de morte, sendo que 7,4 milhões de mortes se devem à doença arterial coronária. [1]. Na Argélia, o seu prognóstico continua a ser grave, sendo o enfarte do miocárdio ainda responsável por 8% da mortalidade anual total em adultos [[2]. A esta mortalidade acrescenta-se uma morbilidade significativa e as repercussões socioeconómicas que representa.

Apesar dos progressos notáveis no tratamento do enfarte do miocárdio, o diagnóstico no serviço de urgência continua a ser um problema clínico complexo. [[3, 4]. Embora a impressão clínica do médico seja um indicador muito sensível de enfarte do miocárdio, entre 4% e 11,8% dos doentes que se apresentam no serviço de urgência com enfarte do miocárdio não são diagnosticados e têm alta hospitalar sem tratamento [[5, 6]. Da mesma forma, mais de 80% dos doentes admitidos em unidades de cuidados coronários após indicações sugestivas de enfarte do miocárdio terão alta sem que seja possível confirmar o diagnóstico de enfarte [[7, 8].

Como a maioria das mortes cardíacas ocorre na fase pré-hospitalar [[9-11]a deteção precoce dos primeiros sintomas de doença cardíaca isquémica conduziria muito provavelmente a um tratamento melhor e, consequentemente, mais adequado, melhoraria a qualidade de vida dos doentes e reduziria os custos para a sociedade. Vários estudos epidemiológicos demonstraram o potencial impacto, em termos de mortalidade e morbilidade cardíaca, de uma redução do tempo entre o início dos sintomas e o tratamento efetivo dos doentes [[11, 12]. Na prática, este tempo deveria ser reduzido para menos de duas horas, em comparação com a média atual de quatro horas [[11, 13-15]. Mas o problema não é simples; mesmo os melhores especialistas enganam-se por vezes. Além disso, a isquémia cardíaca pode ser instável: presente no domicílio do doente, pode desaparecer à chegada ao serviço de urgência, para reaparecer algumas horas mais tarde, quando o doente já regressou a casa; daí o interesse em soluções de previsão do enfarte.

Foram propostas várias abordagens para melhorar a relevância do diagnóstico de enfarte do miocárdio pelos clínicos [16-21]]. Estas abordagens baseadas em algoritmos de diagnóstico foram desenvolvidas utilizando a regressão logística e esta última baseia-se em modelos lineares e o sucesso prático da sua abordagem é limitado pela sua linearidade [[22]. Até à data, nenhuma destas abordagens foi amplamente adoptada. Foi sugerido que os médicos só utilizarão um método destinado a melhorar a exatidão do diagnóstico se for fácil de utilizar e melhorar de forma significativa e consistente o seu desempenho [23, 24][.

Nos últimos anos, a utilização de redes neuronais artificiais (RNA) desenvolveu-se em várias disciplinas, nomeadamente na medicina. São principalmente utilizadas para resolver problemas de classificação e previsão [25]. No tratamento de dados, as RNA são um método de aproximação de sistemas complexos, particularmente útil quando esses sistemas são difíceis de modelizar através de métodos estatísticos convencionais, como a regressão logística. As RNA são também aplicáveis em todas as situações em que existe uma relação não linear entre uma variável de previsão e uma variável prevista [26].

Uma vez que não se pode assumir uma associação linear entre as variáveis associadas ao enfarte do miocárdio, o que é exigido por outras análises estatísticas, uma RNA poderia ajudar a prever o enfarte do miocárdio e poderia mesmo exceder o desempenho da análise de regressão habitualmente aplicada.

Este trabalho tem dois objectivos:

O primeiro objetivo é desenvolver, utilizando redes neuronais artificiais e regressão logística, dois modelos de previsão do enfarte do miocárdio com base nos dados disponíveis no momento da apresentação dos doentes nos serviços de urgência de cardiologia do Estabelecimento Hospitalar Universitário (EHU) de Oran.

2. Métodos

2.1. Tipo de estudo

Este é um estudo comparativo de dois modelos preditivos de enfarte do miocárdio. O estudo foi realizado no serviço de urgência de cardiologia da EHU de Oran, Argélia, entre janeiro de 2015 e dezembro de 2015.

2.2. População do estudo

O estudo envolveu todos os doentes que se apresentaram no serviço de urgência de cardiologia da EHU de Oran com dor torácica como motivo de encaminhamento.

2.2.1. Definição do caso

O diagnóstico de enfarte do miocárdio foi baseado na presença de pelo menos dois dos seguintes critérios [[27]:

1- Clínica: dor anginosa intensa com duração superior a 30 minutos.
2- Elétricos (sinais presentes em pelo menos duas derivações concordantes do ECG padrão): desenvolvimento e persistência de novas ondas Q ou ondas QS de duração $\geq$ 0,04 s; diminuição das ondas R de pelo menos 25%; alteração do segmento ST e/ou ondas T sugestivas de isquémia transmural.
3- Enzimático: elevação da troponina.

O tipo de IM foi classificado com ou sem elevação do segmento ST, conforme definido na classificação universal [28].

2.2.2. Critérios de inclusão

Foram incluídos no estudo os doentes com mais de 18 anos que consultaram um serviço de urgência por dor torácica.

2.2.3. Critérios de exclusão

Doentes com dor torácica de origem traumática.

2.2.4. Critérios de avaliação

O objetivo final foi a avaliação do desempenho diagnóstico dos modelos preditivos desenvolvidos pela abordagem neural logística no diagnóstico do enfarte do miocárdio. O desempenho diagnóstico foi medido através de curvas ROC (Receiver Operating Curve).

2.2.5. Tamanho da amostra

Para que o modelo seja considerado útil, baseámo-nos na sua sensibilidade para detetar a patologia. Esta é a sensibilidade do modelo preditivo para identificar o enfarte do miocárdio entre os pacientes que consultam por dor torácica.

A dimensão da amostra necessária para demonstrar a utilidade clínica do algoritmo de diagnóstico foi estimada da seguinte forma. Para detetar o enfarte do miocárdio, a nossa análise deve centrar-se na sensibilidade (Se), para garantir a menor taxa possível de falsos negativos (1-Se). Para ser de interesse clínico, a nossa regra deve ter uma sensibilidade de pelo menos 80%. Por outro lado, o modelo preditivo seria considerado ineficaz se não conseguíssemos obter um modelo com uma sensibilidade de pelo menos 73%. [29]o que corresponde aproximadamente ao desempenho dos clínicos na exclusão do diagnóstico de enfarte. Assumindo uma taxa média de enfarte de 25 [[30]]o número de indivíduos necessários é calculado de acordo com a seguinte fórmula [[31]:

$$N = \frac{\varepsilon^2 Se(1 - Se)}{d^2 \, x \, p}$$

Onde:

- N: dimensão da amostra.

- ε: parâmetro relacionado com o risco de erro estatístico aceite (neste caso, igual a 1,96 para um risco de erro de 5%).
- Se: sensibilidade do nosso algoritmo de diagnóstico (80%).
- p: a proporção de doentes que se apresentam no serviço de urgência cardíaca com dor torácica e que têm enfarte do miocárdio (de acordo com Eggers et al. [[30]é de 25%).
- d: exatidão da sensibilidade (80% - 73% = 7%).

A inclusão de 502 pacientes com dor torácica garantiria a utilidade do nosso modelo preditivo.

2.2.6. Recrutamento de doentes

Este estudo incluiu todos os pacientes admitidos por dor torácica no serviço de urgência de cardiologia da EHU de Oran entre janeiro de 2015 e dezembro de 2015.

2.2.7. Realização do estudo

Os doentes admitidos no serviço de urgência com dor torácica foram submetidos a uma observação médica guiada sob a forma de interrogatório, exame clínico, pedidos de exames complementares e aconselhamento especializado. Foram recolhidos dados demográficos e clínicos, factores de risco cardiovascular, aspeto eletrocardiográfico na admissão e resultados de biomarcadores cardíacos de todos os doentes.

Todos os doentes com um diagnóstico presuntivo de enfarte do miocárdio foram admitidos numa unidade de cuidados intensivos cardíacos e seguidos até à alta.

2.3. Recolha de dados

O inquérito foi realizado através de um questionário composto por três partes:

A primeira fase consistiu na identificação dos doentes:

1. Identidade do doente.
2. Sexo.
3. Idade.

A segunda parte tratou dos aspectos clínicos do paciente:

4. O conceito de tabagismo foi definido em três categorias: um fumador atual
   é alguém que fumou nos últimos 12 meses, um ex-fumador é alguém que
   deixou de fumar há mais de um ano e um não fumador é alguém que nunca
   fumou. [32].
5. Antecedentes pessoais de hipertensão, diabetes e dislipidemia.
6. Antecedentes pessoais e familiares de doença coronária.
7. O tempo decorrido entre o início dos sintomas e a admissão no serviço de
   urgência foi definido em três classes: menos de 6 horas, 6 a 12 horas e mais
   de 12 horas. [19].
8. Medição da pressão arterial (sistólica e diastólica): a pressão arterial é
   considerada alta se a pressão sistólica for $\geq$ 140 mmHg e/ou a pressão
   diastólica for $\geq$ 90 mmHg; é considerada baixa se a pressão sistólica for $\leq$
   90 mmHg e/ou a pressão diastólica for $\leq$ 50 mmHg [33].
9. Medição da frequência cardíaca (FC): a frequência cardíaca foi considerada
   alta se fosse $\geq$ 100 bpm e considerada baixa se fosse $\leq$ 50 bpm [33][.
10. Existem quatro scores de Killip: o estádio 1 é considerado quando não há
    sinais de insuficiência cardíaca, o estádio 2 quando há insuficiência
    cardíaca moderada, o estádio 3 quando há edema pulmonar franco e o
    estádio 4 quando há choque cardiogénico ou hipotensão. [34].

A terceira secção analisou os dados do traçado ECG para :

11. Sus ST segment shift.

12. Sub-sinalização do segmento ST.

13. Necrose Onda Q.

2.4.   Análise estatística e comparação de modelos de previsão
2.4.1. Teste de tendência linear

Para testar a tendência linear das associações com as variáveis quantitativas de exposição, gerámos uma variável contínua com o valor mediano de cada classe de variáveis categóricas para cada sujeito nessa classe. O desvio da linearidade foi então testado por um teste de máxima verosimilhança, comparando o modelo que continha esta variável quantitativa com o modelo que continha a variável categórica. Se a hipótese de linearidade não for rejeitada, a tendência linear é testada pelo desvio de 0 do declive associado à variável quantitativa.

2.4.2. Rede neural artificial

A RNA utilizada neste estudo é o perceptron de retropropagação multicamada [35] com IDM como variável de saída.

O algoritmo de retropropagação calcula o erro quadrático médio, que mede o erro entre a saída fornecida pela rede e a saída desejada. Dado um conjunto de exemplos que são pares (entradas, saídas desejadas), a rede é primeiro inicializada, ou seja, os pesos sinápticos são dados aleatoriamente para permitir que a rede comece a aprender. Em cada fase, é apresentado um exemplo como entrada e a rede calcula uma saída. O erro é então calculado comparando a saída calculada com a saída esperada. Este erro é então retropropagado na rede, resultando numa modificação de cada peso que contribuiu para o erro. Este processo é repetido, apresentando cada exemplo de cada vez. O processo de aprendizagem consiste em minimizar o erro quadrático médio para todos os exemplos.

Para reduzir a dimensão da amostra de dados e determinar o conjunto ótimo de variáveis de entrada, foram realizadas análises de sensibilidade da rede qualificada, principalmente para dar prioridade às variáveis no conjunto de dados [36]. Em pormenor, este método examina cada variável de entrada disponível utilizando uma rede neural. Para cada variável retirada da lista de entrada, é calculado o erro quadrático médio da saída. Apenas as variáveis que resultam numa deterioração do desempenho do modelo ao serem eliminadas são mantidas na arquitetura final da rede. Quanto mais baixo for o erro, melhor será o desempenho da rede.

Dado que os modelos de redes neuronais são construídos através da aprendizagem a partir de um determinado número de observações, os dados dos doentes foram divididos aleatoriamente em séries de treino e de teste. Utilizámos 70% das observações (378 doentes) para o treino (aprendizagem) e 30% para o teste (162 doentes), a fim de testar a capacidade real de previsão da rede. Para evitar o sobretreinamento da rede, foi utilizada uma base de validação de 108 doentes retirada da base de treino para interromper o processo de modificação dos pesos da rede neural quando o erro de validação deixava o seu mínimo.

2.4.3. Regressão logística

Regressão logística binária [37] foi utilizada para prever a MDI. A fim de identificar as variáveis utilizadas no modelo logístico, foi efectuada uma análise univariada e as variáveis com um nível de significância de 20% foram retidas para o modelo final. As interacções entre variáveis foram testadas através de um teste de verosimilhança ao nível de significância de 10%. Por fim, as variáveis utilizadas para conceber o modelo preditivo foram seleccionadas através de uma estratégia top-down stepwise ao nível de 5%. O modelo foi construído com base nos dados de treino e testado nas observações do grupo de teste.

Foi construído um score clínico preditivo de enfarte. ¡ Este score foi obtido através do arredondamento dos coeficientes β associados a cada preditor para um número inteiro. Para garantir que não havia diferença entre os arredondamentos e o modelo de regressão logística original, as suas áreas sob a curva ROC foram comparadas.

2.4.4. Calibração do modelo

Para cada modelo, o ajuste foi verificado utilizando o teste Hosmer-Lemeshow Chi^2 [37]. Um modelo está bem calibrado quando as probabilidades previstas pelo modelo não são estatisticamente diferentes ($p > 0,05$) das frequências observadas.

Neste estudo, os pacientes foram divididos em decil de probabilidade prevista pelos modelos, e foi realizado um teste de Qui^2 com 8 graus de liberdade entre o número de pacientes esperado pela probabilidade prevista e o número observado de pacientes em cada decil.

2.4.5. Comparação de modelos

A comparação entre a RNA e a regressão logística binária foi efectuada através da análise das respectivas curvas ROC. Na análise ROC, o desempenho diagnóstico (predição de enfarte) é reportado em termos de dois índices, nomeadamente a fração de verdadeiros positivos (sensibilidade) e a fração de falsos positivos (1-especificidade). A área sob a curva (AUC) foi calculada usando o método de Hanley e McNeil [[38]e as curvas ROC foram comparadas utilizando o método de DeLong et al. [[39].

A taxa de classificação correcta (CCR), a sensibilidade, a especificidade, o valor preditivo positivo (PPV) e o valor preditivo negativo (NPV) de cada modelo foram calculados a partir das matrizes de confusão.

2.4.6. Estatísticas

As variáveis qualitativas foram expressas em percentagens e as variáveis quantitativas em médias. O teste Chi^2 foi utilizado para comparar as percentagens e o *teste t* de Student para comparar as médias ao nível de significância de 5%.

A RNA foi calculada utilizando o SAS JMP Pro versão 10. A regressão logística foi efectuada com o SPSS versão 20. As curvas ROC foram construídas e comparadas utilizando o software Stata SE versão 12.

2.5. Considerações éticas

O nosso estudo foi realizado a partir dos processos dos doentes e os aspectos éticos foram respeitados, uma vez que foi garantida a confidencialidade dos dados dos doentes.

3. Resultados

3.1. Descrição da população total do estudo

3.1.1. Idade e sexo

O nosso estudo incluiu 540 doentes admitidos nos serviços de urgência de cardiologia com dor torácica não traumática. Foram incluídos 294 homens (54,4%) e 246 mulheres (45,6%), o que corresponde a um rácio entre sexos de 1,2 (Fig. 1).

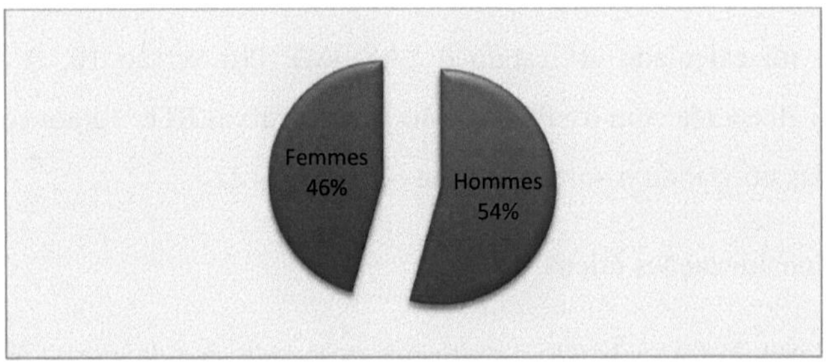

Fig. 1: Repartição da população total do estudo por género.

A média de idade dos pacientes foi de 57,1 ± 12,3 anos, com extremos variando de 24 a 92 anos. A média de idade não diferiu significativamente por sexo, sendo de 57,1 ± 12,4 anos nos homens e 56,4 ± 12,2 anos nas mulheres (p = 0,226) (Tabela 1).

Tabela 1. Idade dos doentes admitidos nos serviços de urgência com dor torácica.

	Média (anos)	Desvio padrão	p
População total	57,1	12,3	
Homens	57,1	12,4	0,266
Mulheres	56,4	12,2	

A distribuição etária da amostra foi a seguinte: 18,1% dos doentes tinham menos de 45 anos, 56,1% entre 45 e 65 anos e 25,7% mais de 65 anos. Em termos de género, o grupo etário dos 45-65 anos foi o mais representado (55,8% para os homens e 56,5% para as mulheres) (Fig. 2).

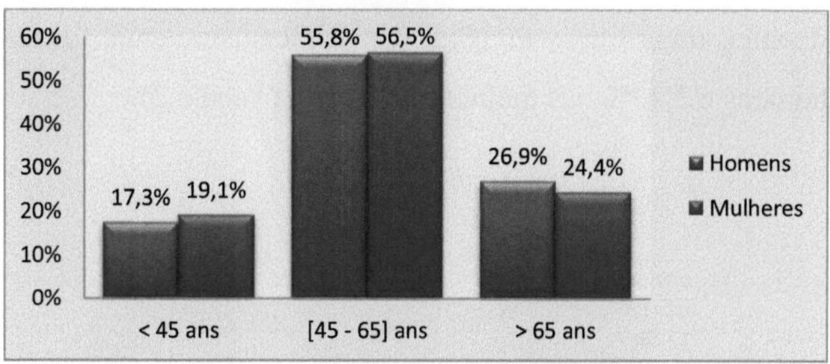

Fig. 2: Distribuição dos doentes por sexo e idade.

3.1.2. História do doente

Do total de doentes, 22,6% tinham diabetes, 29,4% hipertensão e 17,4% dislipidemia. Trinta e nove doentes (7,2%) tinham antecedentes pessoais de doença coronária e 18,3% dos doentes tinham antecedentes familiares de doença coronária (Fig. 3).

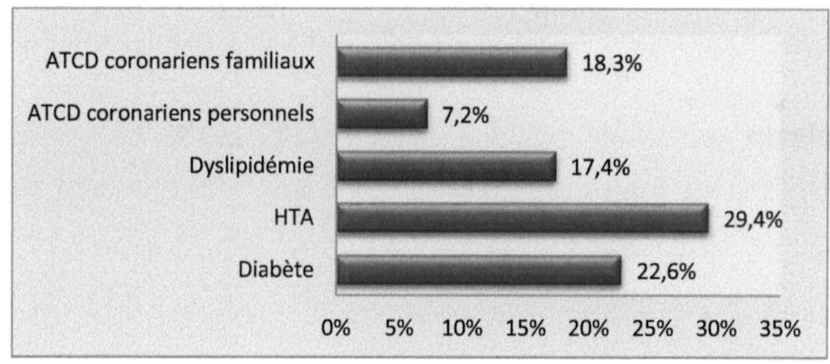

Fig. 3: Distribuição dos doentes de acordo com os antecedentes cardiovasculares.

3.1.3. Consumo de tabaco

Os ex-fumadores representaram 11,9% da população estudada, enquanto 12,8% dos doentes ainda fumavam (Fig. 4). [-3]O tabagismo atual foi referido por 21,4% dos homens e 2,43% das mulheres ($p < 10$) (Tabela 2).

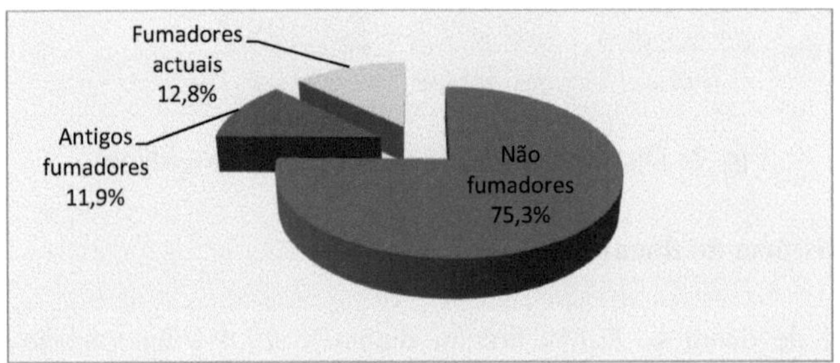

Fig. 4: Distribuição dos doentes de acordo com o estatuto de fumador.

Tabela 2. Distribuição dos doentes por sexo e estatuto de fumador.

	Homens		Mulher	
	n	%	n	%
Não fumadores	171	58,2	236	95,9
Antigos	60	20,4	4	1,6
fumadores	63	21,4	6	2,4
Fumadores				
actuais				

3.1.4. Horário das chamadas de emergência

O tempo médio de admissão (início dos sintomas - chegada ao hospital) foi de 36 ± 22 horas (intervalo de 1 a 445 horas). Duzentos doentes (36,9%) chegaram antes das 6 horas e 210 doentes (38,8%) foram admitidos após 12 horas do início da dor (Fig. 5).

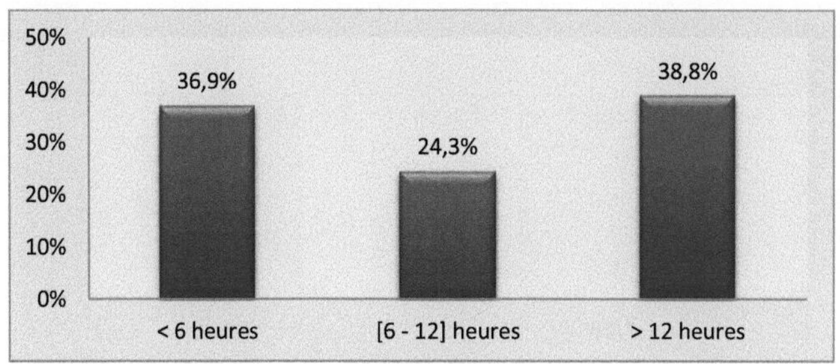

Fig. 5: Distribuição dos doentes em função do tempo decorrido entre o início da dor e a admissão.

3.1.5. Resultados do exame clínico

As pressões sistólica e diastólica médias foram de 129 ± 19,7 mmHg e 75,1 ± 12,7 mmHg, respetivamente.

A PAS média não diferiu entre os sexos, sendo de 130,2 ± 20,4 mmHg nos homens e 127,7 ± 18,9 mmHg nas mulheres (p = 0,14) (Fig. 6).

Também não foi encontrada diferença entre a PAD média e o sexo (p = 0,926). A PAD média para os homens foi de 75,1 ± 12,6 mmHg e para as mulheres 75,2 ± 12,7 mmHg (Fig. 7).

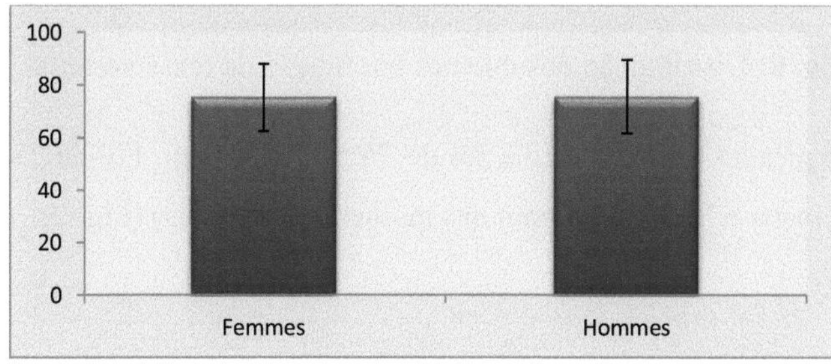

Fig. 6: Distribuição da pressão arterial sistólica em homens e mulheres.

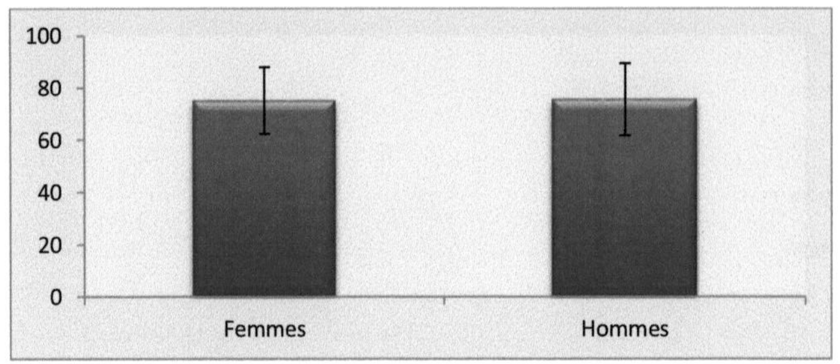

Fig. 7: Distribuição da pressão arterial diastólica em homens e mulheres.

Na admissão, quatro doentes (0,7%) tinham tensão arterial baixa, 375 doentes (69,4%) tinham tensão arterial normal e 161 doentes (29,8%) tinham tensão arterial elevada (Fig. 8).

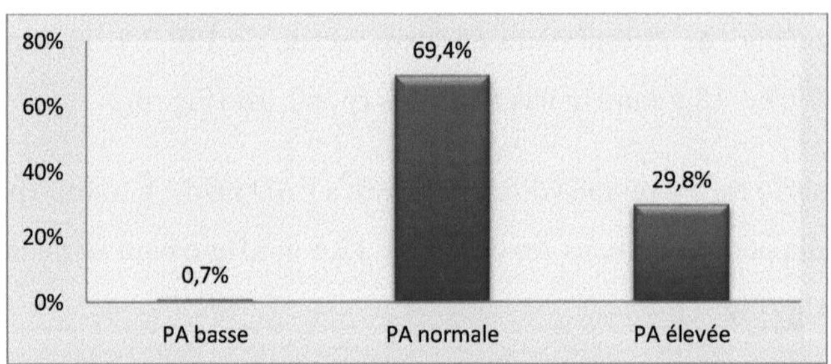

Fig. 8: Distribuição dos doentes em função da tensão arterial.

A frequência cardíaca média foi de 75,5 ± 13,4 bpm. Foi de 75,6 ± 13,9 bpm nos homens e 75,2 ± 12,8 bpm nas mulheres (p = 0,709) (Fig. 9).

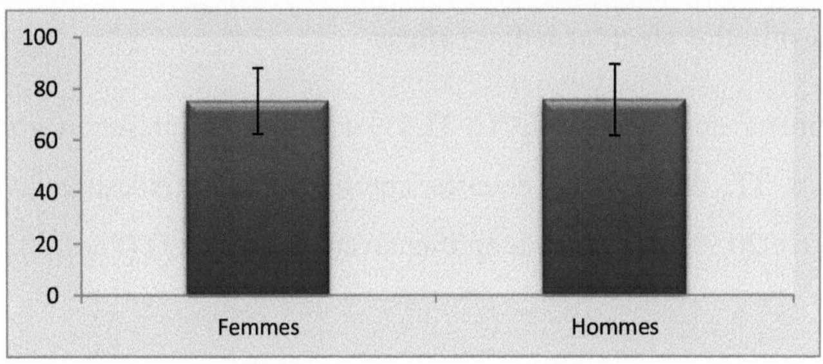

Fig. 9: Distribuição da frequência cardíaca por sexo.

A frequência cardíaca era baixa em 1,9%, normal em 94,6% e alta em 3,5% (Fig. 10).

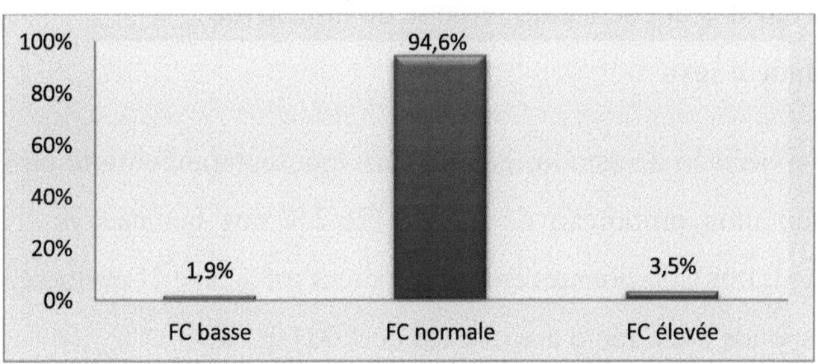

Fig. 10: Distribuição dos doentes de acordo com a frequência cardíaca.

3.1.6. Resultados electrocardiográficos

Relativamente aos dados do ECG, 31,3% dos doentes apresentavam elevação do segmento ST, 15,4% dos doentes apresentavam infradesnivelamento do segmento ST e 20,9% dos doentes apresentavam uma onda Q (Fig. 11).

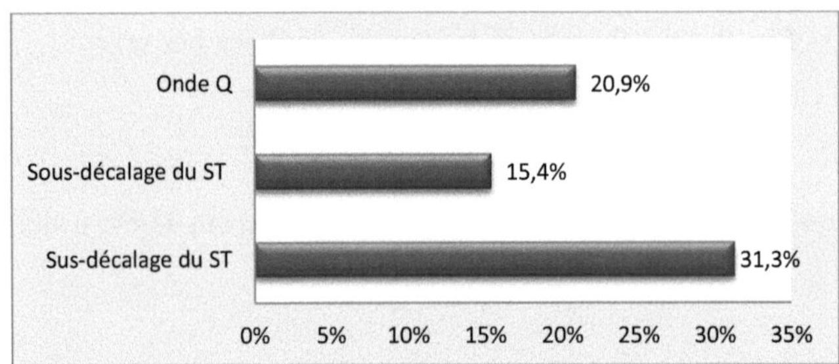

Fig. 11 Distribuição dos doentes de acordo com os resultados do ECG.

3.2.   Perfil dos doentes com enfarte do miocárdio
3.2.1. Idade e sexo

Durante o período de estudo, 118 doentes apresentaram enfarte na admissão, representando uma proporção de 21,8% (26,2% nos homens vs. 16,7% nas mulheres, p = 0,008). Os doentes eram 77 homens (65,3%) e 41 mulheres (34,7%), o que corresponde a um rácio entre sexos de 1,9 (Fig. 12).

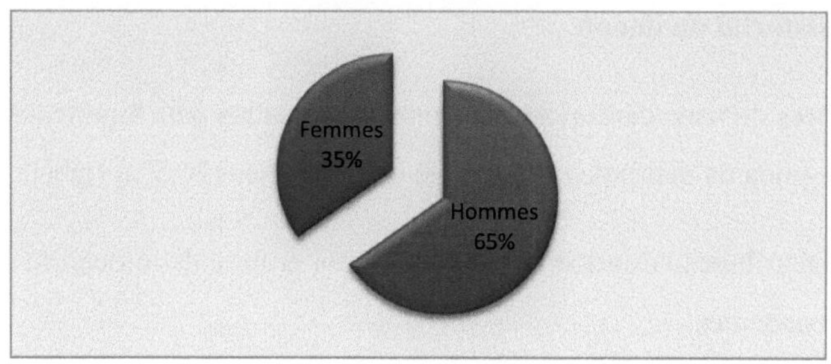

Fig. 12 Distribuição dos doentes internados por enfarte do miocárdio por sexo.

A idade média foi de 58,9 ± 12,3 anos (Tabela 3). Foi de 58 ± 11,9 anos nos homens e 60,7 ± 13,1 anos nas mulheres (p = 0,277).

Tabela 3. Idade dos doentes admitidos por enfarte.

	Média (anos)	Desvio padrão	p
População internada por enfarte do miocárdio	58,9	12,3	
Homens	58	11,9	0,277
Mulheres	60,7	13,1	

O grupo etário mais representativo foi o dos 45 aos 65 anos (57,6%), seguido dos doentes com mais de 65 anos (28%) (Fig. 13).

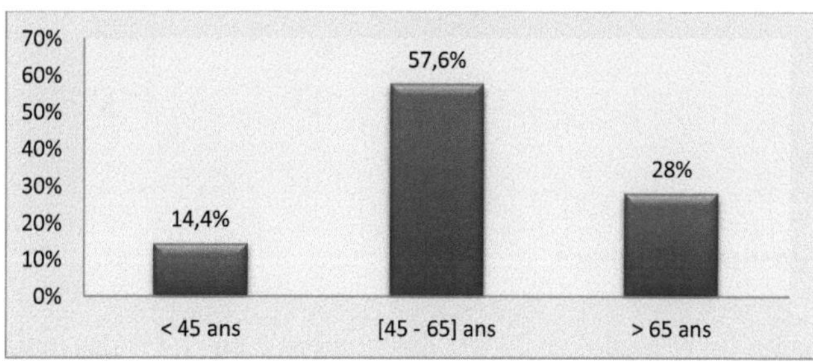

Fig. 13: Distribuição etária dos doentes internados por enfarte do miocárdio.

3.2.2. Historial do doente

Os factores de risco cardiovascular foram dominados pela hipertensão arterial (41,5%), seguida da dislipidemia (32,2%) e da diabetes (30,5%) (tabela 4).

Tabela 4. Distribuição dos doentes admitidos por enfarte do miocárdio de acordo com os antecedentes.

História	n	%
Diabetes		
Não	82	69,5
Sim	36	30,5
HTA		
Não	69	58,5
Sim	49	41,5
Dislipidemia		
Não	80	67,8
Sim	38	32,2
Antecedentes pessoais de doença coronária	103	87,3
Não	15	12,7
Sim		
História familiar de doença coronária	97	82,2
Não	21	17,8
Sim		

3.2.3. Consumo de tabaco

O tabagismo foi relatado em 29,8% dos homens e em 7,4% das mulheres ($p < 10^{-3}$) (tabela 5).

Tabela 5. Distribuição dos doentes por sexo e estatuto de fumador.

	Homens		Mulher		Total	
	n	%	n	%	n	%
Não fumadores	33	42,9	37	90,2	70	59,4
Antigos	21	27,3	1	2,4	22	18,6
fumadores	23	29,8	3	7,4	26	22
Fumadores						
actuais						

Os doentes com menos de 65 anos são os principais fumadores. Os fumadores representam 23,5% dos doentes com menos de 45 anos e 27,9% dos doentes com idades compreendidas entre os 45 e os 65 anos (Fig. 14).

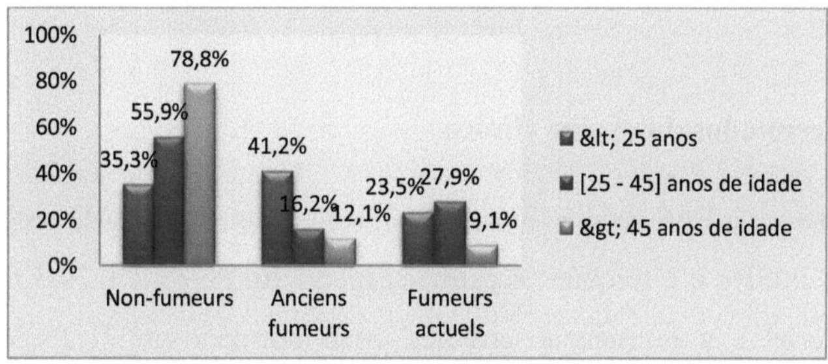

Fig. 14: Distribuição dos doentes internados por enfarte do miocárdio, por idade e estatuto de fumador.

3.2.4. Horário das chamadas de emergência

O tempo médio de chegada foi de 26,33 ± 21,3 horas (variação de 1 a 320 horas). Metade dos doentes (59 doentes) com enfarte foram observados nas primeiras 6 horas (Fig. 15).

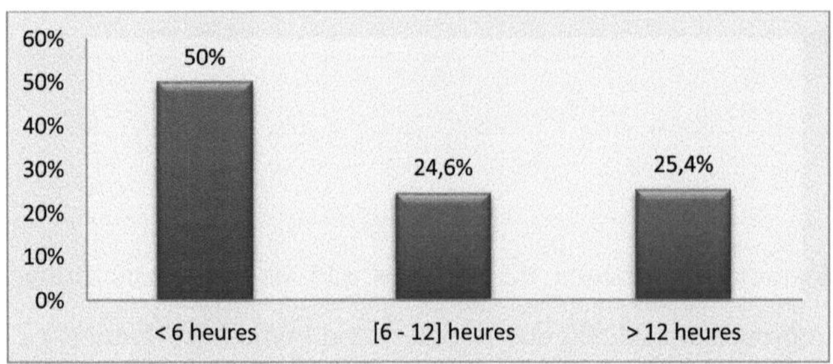

Fig. 15: Distribuição dos doentes internados por enfarte do miocárdio de acordo com o tempo decorrido entre o início da dor e a admissão.

3.2.5. Resultados do exame clínico

Na admissão, a PAS média foi de 129,3 ± 24,6 mmHg, a PAD média foi de 76,2 ± 14,8 mmHg e a frequência cardíaca média foi de 83,2 ± 19,3 mmHg. A pressão arterial e a frequência cardíaca eram normais em 71,2% e 84,7%, respetivamente. Oitenta e três pacientes (70,4%) foram admitidos no estágio 1 de Killip e 32 pacientes (27,2%) no estágio 2 de Killip (tabela 6).

Tabela 6. Distribuição dos pacientes admitidos por IAM de acordo com o exame clínico.

Características do exame clínico	n	%
Tensão arterial		
Baixa	3	2,5
Normal	84	71,2
Elevado	31	26,3
Frequência cardíaca		
Baixa	4	3,4
Normal	100	84,7
Elevado	14	11,9
Pontuação de Killip		
Killip 1	83	70,4
Killip 2	32	27,2
Killip 3	2	1,6
Killip 4	1	0,8

3.2.6. Resultados electrocardiográficos

Do ponto de vista eletrocardiográfico, observou-se elevação de ST em 71 doentes (60,2%) e infradesnivelamento de ST em 26 doentes (22%). Setenta e um doentes (60,2%) evoluíram para EAM com onda Q e 47 (39,8%) para EAM sem onda Q (Fig. 16).

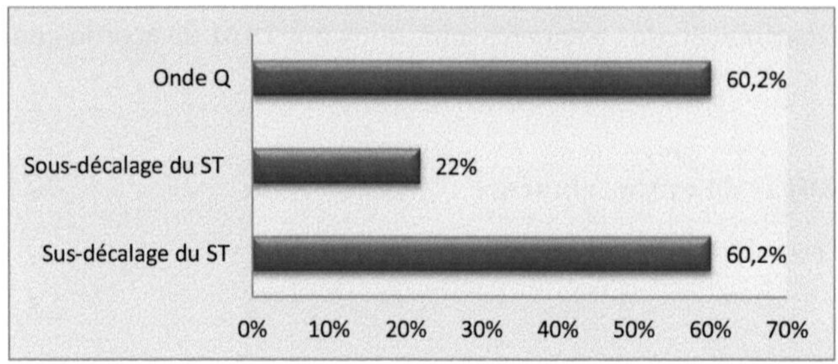

Fig. 16 Distribuição dos doentes internados por enfarte do miocárdio de acordo com os resultados do traçado de ECG.

O eletrocardiograma mostrou infarto anterior (50%), infarto posterior (30,5%), infarto lateral (11,8%), infarto septal profundo (4,2%) e infarto circunferencial (3,4%). A Tabela 7 mostra a topografia das alterações do ECG durante o IM.

Tabela 7. Diagnóstico topográfico do enfarte do miocárdio.

Território	n	%
Anterior	59	50
Posterior	36	30,5
Lateral	14	11,8
Veia septal profunda	5	4,2
Circunferencial	4	3,4

3.3. Análise estatística dos resultados

3.3.1. Teste de tendência linear

O teste de linearidade não foi significativo para as variáveis idade (p = 0,986), PAD (p = 0,411), PAS (p = 830) e frequência cardíaca (p = 0,061). Como resultado, todas as variáveis acima foram mantidas na forma quantitativa.

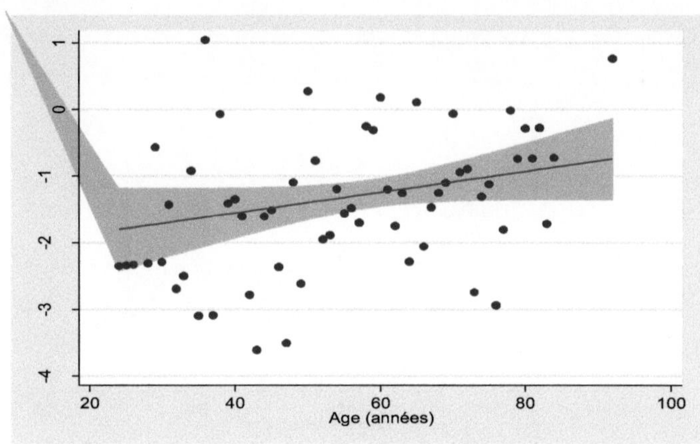

Fig. 17: Modelação da variável "idade" (p = 0,986).

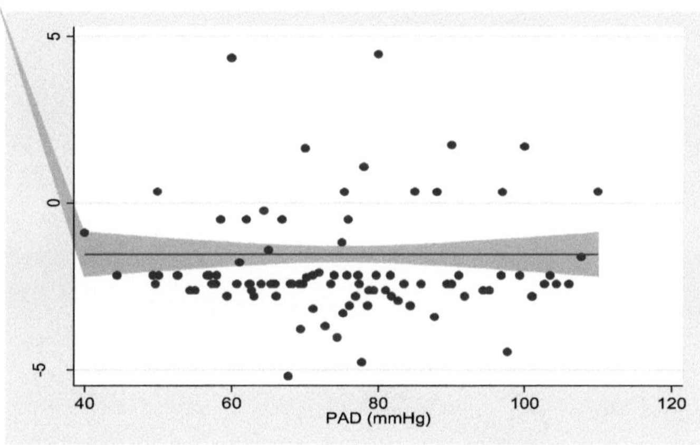

Fig. 18 Modelação da variável "pressão arterial diastólica" (p = 0,411).

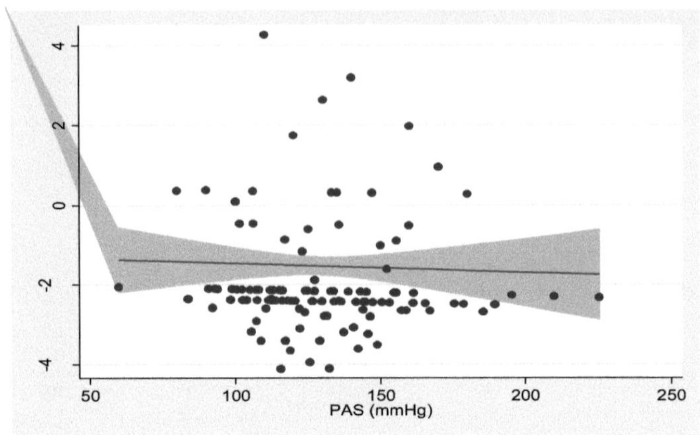

Fig. 19 Modelação da variável "pressão arterial sistólica" (p = 830).

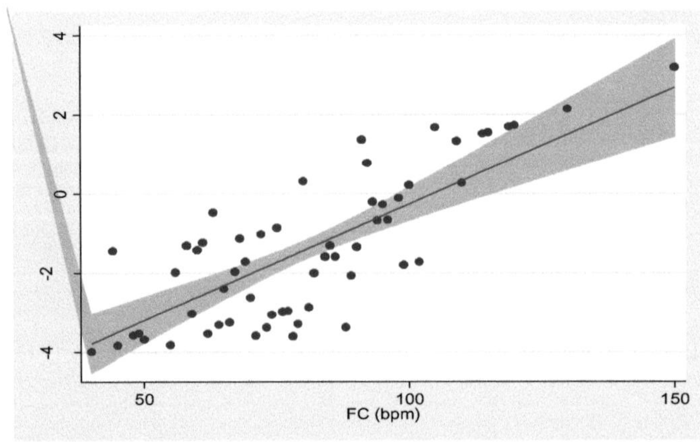

Fig. 20: Modelação da variável "frequência cardíaca" (p = 0,061).

No entanto, o teste de máxima verosimilhança mostrou que a variável "tempo entre o início da dor e a admissão na urgência" se afastava significativamente da linearidade (p = 0,001) e esta variável foi introduzida no modelo preditivo como sendo discreta (inferior a 6 horas, entre 6 e 12 horas e superior a 12 horas).

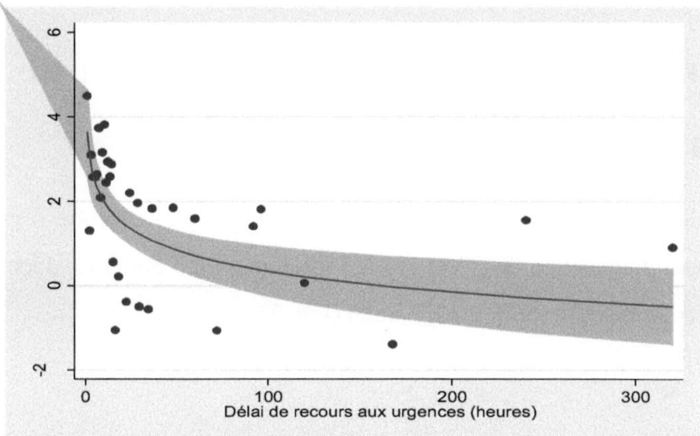

Fig. 21: Modelação da variável "tempo necessário para recorrer aos serviços de urgência" (p = 0,001).

3.3.2. Comparação das características dos doentes com enfarte do miocárdio e dos doentes sem enfarte do miocárdio

3.3.2.1. Comparação por género

A proporção de homens foi significativamente maior nos doentes com EAM do que nos doentes sem EAM (65,3% vs. 51,4%; p = 0,008) (Fig. 22).

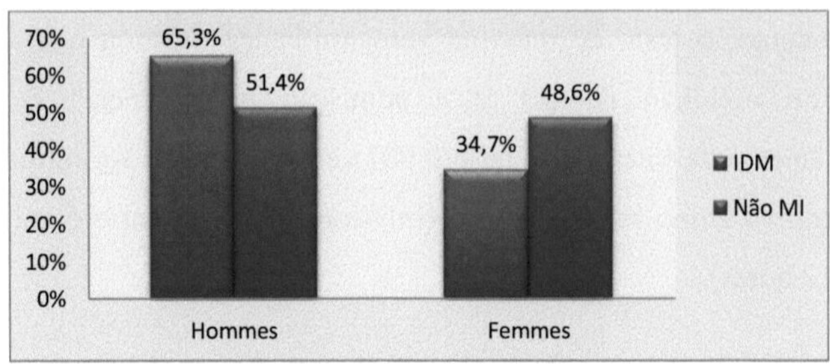

Fig. 22. Distribuição dos pacientes por sexo e presença de IM.

3.3.2.2. Comparação por idade

A idade média não diferiu significativamente (p = 0,069) entre o grupo de doentes com diagnóstico de EAM (58,9 ± 12,3 anos) e o grupo de doentes com dor torácica sem EAM (56,6 ± 12,3 anos) (Fig. 23).

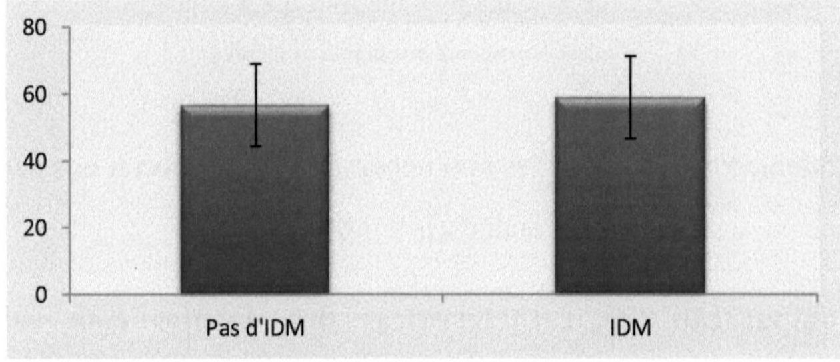

Fig. 23. Idade dos pacientes de acordo com a presença de IM.

3.3.2.3. Comparação por historial do doente

O enfarte foi significativamente associado à diabetes (30,5% vs 20,4%; p = 0,02), hipertensão (41,5% vs 26,1%; p = 0,001), dislipidemia (32,2% vs 13,3%; p < 0,001) e antecedentes pessoais de doença coronária (12,7% vs 5,7%; p = 0,009).

10^{-3}) e antecedentes pessoais de doença coronária (12,7% vs 5,7%; p = 0,009). No entanto, não houve diferença entre a história familiar de doença coronária e a ocorrência de enfarte (17,8% vs 18,5%; p = 0,865) (tabela 8).

Tabela 8. Comparação entre pacientes com e sem IM.

Variáveis	IM (n = 118)		Sem enfarte (n = 422)		p
	n	%	n	%	
Diabetes					0,020
Não	82	69,5	336	79,6	
Sim	36	30,5	86	20,4	
HTA					0,001
Não	69	58,5	312	73,9	
Sim	49	41,5	110	26,1	
Dislipidemia					<
Não	80	67,8	366	86,7	10^{-3}
Sim	38	32,2	56	13,3	
Antecedentes pessoais de doença coronária	103	87,3	398	94,3	0,009
Não	15	12,7	24	5,7	
Sim					
História familiar de doença coronária	97	82,2	344	81,5	0,865
Não	21	17,8	78	18,5	
Sim					

Foi também encontrada uma relação estatisticamente significativa entre o tabagismo e o início do enfarte. A frequência de ex-fumadores nos doentes com EAM foi de 18,6%, em comparação com 10% nos doentes sem EAM (p = 0,011).

Além disso, os fumadores actuais eram significativamente mais numerosos nos doentes com enfarte (22% vs 10,2%; $p < 10^{-3}$) (Fig. 24).

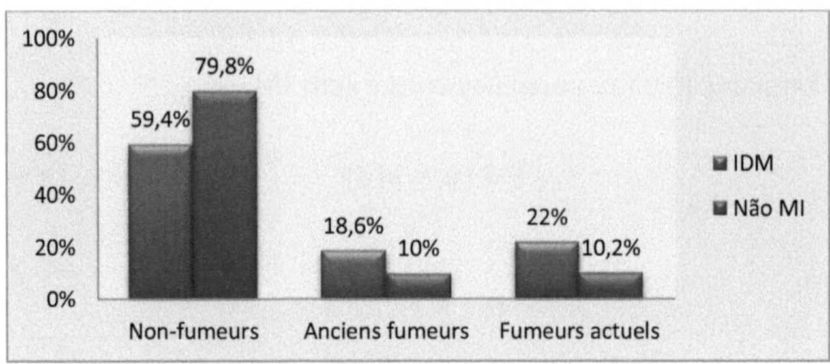

Fig. 24: Distribuição dos doentes por estado tabágico e presença de enfarte.

3.3.2.4. Comparação por exame clínico

A PAS média e a PAD média não diferiram significativamente entre os grupos IM e não IM. $^{-3}$No entanto, a frequência cardíaca média foi significativamente maior nos pacientes com IM (83,2 bpm vs 73,3 bpm; $p < 10$) (tabela 9).

Tabela 9. Comparação entre pacientes com e sem IM de acordo com os parâmetros clínicos.

Variáveis	IM (n = 118)		Sem enfarte (n = 422)		p
	Média	E	Média	E	
Tensão arterial sistólica	129,3	24,6	129	18,2	0,881
Pressão arterial diastólica	76,2	14,8	74,8	12	0,317
Frequência cardíaca	83,2	19,3	73,3	10,3	$< 10^{-3}$

Verificou-se uma relação estatisticamente significativa entre a duração dos sintomas e a presença de enfarte. A percentagem de enfarte foi maior quando o tempo decorrido entre o início dos sintomas e a admissão na urgência foi inferior a 6 horas (50% vs. 33,2%; p = 0,001) (Fig. 25).

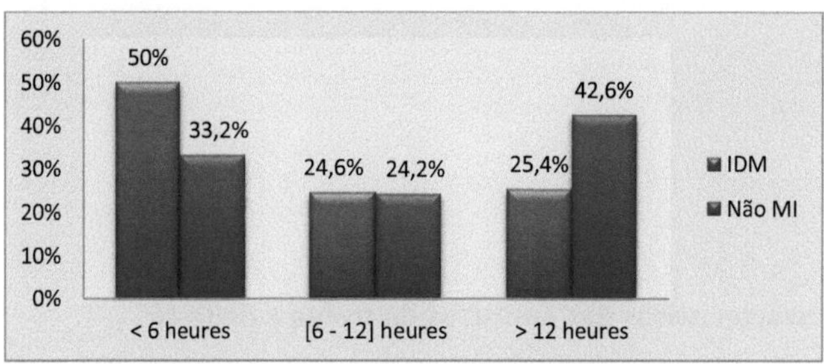

Fig. 25. Distribuição dos doentes de acordo com a duração dos sintomas e a presença de enfarte.

3.3.2.5. Comparação de acordo com os resultados electrocardiográficos

A ocorrência de enfarte foi significativamente associada à elevação do segmento ST (60,2% vs 23,2%; $p < 10^{-3.3}$), ao infradesnivelamento do segmento ST (22% vs 13,5%; p = 0,023) e ao aparecimento de onda Q no traçado do ECG (60,2% vs 10%; p < 10) (tabela 10).

Tabela 10. Comparação entre pacientes com e sem IM de acordo com os dados do ECG.

Variáveis	IM (n = 118)		Sem enfarte (n = 422)		p
	n	%	n	%	
Elevação do segmento ST					<
Não	47	39,8	324	76,8	10^{-3}
Sim	71	60,2	98	23,2	
Subdeslocação do segmento ST	92	78,0	365	86,5	0,023
Não	26	22,0	57	13,5	
Sim					

Onda Q					$<$
Não	47	39,8	380	90,0	10^{-3}
Sim	71	60,2	42	10,0	

3.3.3. Características das amostras de treino e de teste

A nossa amostra foi dividida aleatoriamente em séries de treino (378 pacientes) e séries de teste (162 pacientes). As características dos dados de treino e de teste estão resumidas na Tabela 11. Não foram encontradas diferenças significativas entre os dois conjuntos de dados para as 15 variáveis estudadas.

Tabela 11. Comparação dos dados de treino e de teste.

Variáveis	Aprendizagem	Teste	p
Idade	$56,9 \pm 11,9$	$57,6 \pm 13,4$	0,555
Género			0,598
Masculino	203 (53,7%)	91 (56,2%)	
Feminino	175 (46,3%)	71 (43,8%)	
Diabetes			0,59
Não	295 (75,9%)	123 (78%)	
Sim	83 (24,1%)	39 (22%)	
HTA			0,578
Não	264 (69,8%)	117 (72,2%)	
Sim	114 (30,2%)	45 (27,8%)	
Dislipidemia			0,235
Não	317 (83,9%)	129 (79,6%)	

Sim	61 (16,1%)	33 (20,4%)

Antecedentes pessoais de doença			0,80
coronária	350 (92,6%)	151 (93,2%)	
Não	28 (7,4%)	11 (6,8%)	
Sim			
História familiar de doença			0,297
coronária	313 (82,8%)	128 (79%)	
Não	65 (17,2%)	34 (21%)	
Sim			
Consumo de tabaco			0,21
Não fumadores	288 (76,2%)	119 (73,5%)	
Antigos fumadores	39 (10,3%)	25 (15,4%)	
Fumadores actuais	51 (13,5%)	18 (11,1%)	

Quadro 11 (continuação)

Variáveis	Aprendizagem	Teste	p
Duração dos sintomas			0,461
< 6 horas	133 (35,2%)	66 (40,7%)	
Entre 6 e 12 horas	95 (25,1%)	36 (22,3%)	
> 12 **horas**	150 (39,7%)	60 (37%)	
NÃO	129,2 ± 19,7	128,9 ± 19,7	0,865
PAD	74,6 ± 14,8	74,8 ± 12	0,317
Frequência cardíaca	74,5 ± 12,9	77,1 ± 14,4	0,063
Elevação da ST			0,504
Não	263 (69,6%)	108 (66,7%)	
Sim	115 (30,4%)	54 (33,3%)	
Sub-turno ST			0,112
Não	326 (86,2%)	131 (80,9%)	

Sim	52 (13,8%)	31 (19,1%)	
Onda Q			0,503
Não	296 (78,3%)	131 (80,9%)	
Sim	82 (21,7%)	31 (19,1%)	

3.3.4. Análise preditiva

3.3.4.1. Análise de redes neuronais artificiais

A arquitetura da rede utilizada neste estudo é ilustrada na Figura 26. A rede era composta por três camadas: uma camada de entrada, uma camada oculta e uma camada de saída.

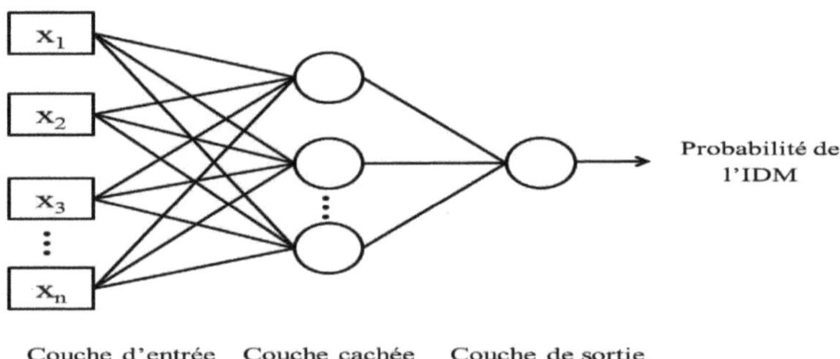

Fig. 26. Arquitetura da rede neural.

A melhor configuração em termos de arquitetura das redes neuronais utilizadas para a previsão da IDM foi determinada experimentalmente através do treino de estruturas h x n x t obtidas fixando o número de camadas ocultas numa única camada (h = 1) e variando o número de neurónios na camada oculta (n = 5, 6, 7, ..., 15) e o tipo de função de ativação (t = linear, sigmoide, tangente-sigmoide).

34

Os resultados pormenorizados do desempenho das estruturas h x n x t em termos de erro quadrático médio (MSE) são apresentados na Tabela 12.

Tabela 12. Resumo dos resultados de desempenho da rede neural.

Número de neurónios na camada oculta	Funções de ativação	MSE da amostra de aprendizagem	MSE da amostra de ensaio
5	linear	0,312	0,322
6	linear	0,336	0,352
7	linear	0,355	0,361
8	linear	0,329	0,338
9	linear	0,403	0,418
10	linear	0,356	0,378
11	linear	0,376	0,389
12	linear	0,345	0,360
13	linear	0,338	0,352
14	linear	0,378	0,388
15	linear	0,398	0,409
5	sigmoide	0,332	0,338
6	sigmoide	0,345	0,351
7	sigmoide	0,321	0,342
8	sigmoide	0,356	0,375
9	sigmoide	0,367	0,379
10	sigmoide	0,354	0,376
11	sigmoide	0,325	0,335
12	sigmoide	0,371	0,381
13	sigmoide	0,376	0,378

14	sigmoide	0,378	0,389
15	sigmoide	0,403	0,409
5	tangente-	0,312	0,324
6	sigmoide	0,298	0,301
7	tangente-	**0,266**	**0,269**
8	sigmoide	0,278	0,290
9	**tangente-**	0,289	0,302
10	**sigmoide**	0,389	0,403
	tangente-		
	sigmoide		
	tangente-		
	sigmoide		
	tangente-		
	sigmoide		

Quadro 12 (continuação)

Número de neurónios na camada oculta	Funções de ativação	MSE da amostra de aprendizagem	MSE da amostra de ensaio
11	tangente-	0,304	0,326
12	sigmoide	0,298	0,317
13	tangente-	0,297	0,315
14	sigmoide	0,305	0,330
15	tangente-	0,308	0,314
	sigmoide		
	tangente-		
	sigmoide		

tangente-sigmoide

A Tabela 13 mostra que o número ótimo de neurónios na camada oculta é 7 com uma função de ativação tangente-sigmoide. Esta rede permitiu-nos obter o erro quadrático médio mais baixo para as amostras de treino e de teste, que foi de 0,266 e 0,269, respetivamente.

A sensibilidade das variáveis utilizadas no modelo neural é resumida no quadro 17. Os erros foram comparados com o erro de base de 0,266. Verificou-se que seis variáveis (sexo, diabetes, antecedentes familiares de doença coronária, duração dos sintomas, PAS e PAD) degradam o modelo.

Consequentemente, a camada de entrada da rede era composta por nove neurónios de entrada (idade, hipertensão, dislipidemia, antecedentes pessoais de doença coronária, tabagismo, frequência cardíaca, elevação do segmento ST, subtração do segmento ST e onda Q), a camada oculta era composta por sete neurónios com uma função de ativação tangente-sigmoide e a camada de saída era composta por um neurónio de saída com uma função de ativação sigmoide (Fig. 27).

Tabela 13. Análise de sensibilidade das variáveis de entrada.

Variáveis de entrada	Erro após a eliminação
Idade	0,285
Género	0,260
Diabetes	0,260
HTA	0,271
Dislipidemia	0,275
Antecedentes pessoais de doença coronária	0,267
História familiar de doença coronária	0,261
Estado de fumador	0,271
Duração dos sintomas	0,265
NÃO	0,238
PAD	0,252
Frequência cardíaca	0,284
Elevação da ST	0,281
Sub-turno ST	0,268
Onda Q	0,308

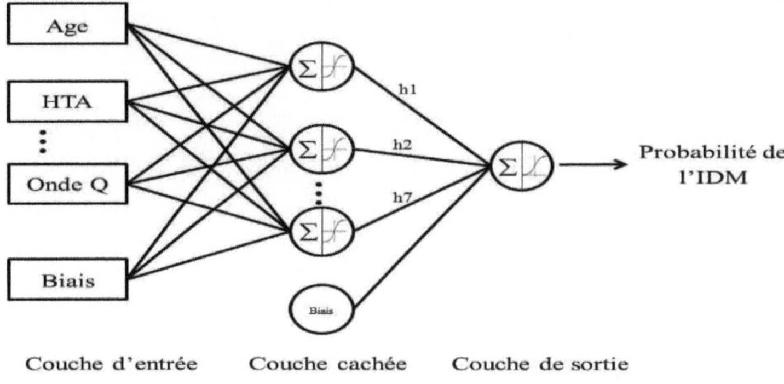

Fig. 27. Arquitetura da rede neural para o diagnóstico da MDI.

A tabela 14 apresenta os pesos sinápticos do perceptron multicamadas utilizado para a previsão da IDM. Estes coeficientes representam as ligações entre os sete neurónios da camada oculta (h1, ..., h7) e todos os neurónios de entrada.

Tabela 14. Pesos sinápticos da camada de entrada.

Variáveis	h1	h2	h3	h4	h5	h6	h7
Idade	0,001286	0,005946	0,02182	0,019058	0,022109	-0,00558	-0,0423
HTA	-0,53776	0,99226	0,642945	-0,03336	0,048452	-0,10124	-0,02713
Dislipidemia	0,469631	0,194498	-0,23755	0,408117	-0,17321	-0,58622	0,31005
Antecedentes pessoais	-0,81086	-1,82473	-2,11179	0,976973	-0,99473	-0,4927	1,035461

de doença coronária						
Consumo de tabaco	-0,00402	-0,14336	0,294542	-0,64644	-0,34212	-0,67523	0,108493
Frequência cardíaca	0,000552	0,012145	0,028881	-0,00688	-0,01353	-0,03798	0,007771
Elevação da ST	-0,65046	0,56405	0,580157	-0,55495	-0,61382	-1,0432	0,009063
Desvio ST	0,192241	-0,57649	-0,01765	1,210602	0,667809	-0,81258	-0,66893
Onda Q	0,111617	0,419856	0,742007	-1,29188	0,221202	-2,01517	0,2639
Preconceito	0,222337	-1,8099	-4,85774	0,608589	0,515256	6,366217	1,51612

Em cada nó oculto, é somada uma combinação linear ponderada das entradas e, em seguida, é aplicada uma transformação tangente-sigmoide.

Os pesos que ligam a camada oculta e o neurónio de saída são apresentados na Tabela 15.

Tabela 15. Pesos sinápticos da camada oculta.

Neurónios ocultos	Coeficientes
h1	-0,12829
h2	0,07448
h3	0,0584
h4	0,15043
h5	0,039864
h6	-0,59325
h7	0,047955
Preconceito	0,49511

$_{ii}$A probabilidade de ter o IDM = 1/ [1+exp -($bias + \Sigma h$ *nó oculto* $)$]

O modelo preditivo neural apresentou boa calibração (teste de Hosmer-Lemeshow = 8,41; p = 0,394) (Figura 28).

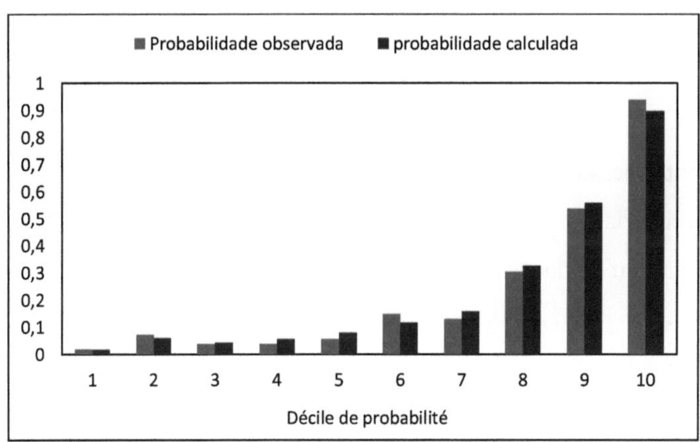

Fig. 28. Calibração do modelo neural.

3.3.4.2. Análise de regressão logística

A análise univariada mostrou que 12 variáveis se associaram significativamente à ocorrência de EAM no limiar de 20% (idade, sexo, diabetes, hipertensão arterial, dislipidemia, antecedentes pessoais coronários, tabagismo, duração dos sintomas, frequência cardíaca, supradesnivelamento do segmento ST, infradesnivelamento do segmento ST e onda Q de necrose), limiar definido para reter estas variáveis no passo multivariado (tabela 16).

Tabela 16. Factores associados ao enfarte do miocárdio. Análise univariada por regressão logística.

Variáveis	Unidades	β	p
Idade	anos	0,0181	0,093
Género	feminino = 0, masculino = 1	0,8266	0,002
Diabetes	não = 0, sim = 1	0,8435	0,002
HTA	não = 0, sim = 1	0,8765	0,001
Dislipidemia	não = 0, sim = 1	0,9942	0,001
Antecedentes pessoais de doença coronária	não = 0, sim = 1	0,7807	0,061
História familiar de doença coronária	não = 0, sim = 1	-0,2223	0,552
Antigos fumadores	não = 0, sim = 1	0,7737	0,042
Fumadores actuais	não = 0, sim = 1	1,1463	$< 10^{-3}$
Sintomas < 6 horas	não = 0, sim = 1	0,9555	0,002
Sintomas entre 6 e 12 horas	não = 0, sim = 1	0,7306	0,031
NÃO	mmHg	0,0043	0,489

PAD	mmHg	-0,0027	0,787
Frequência cardíaca	bpm	0,0423	$< 10^{-3}$
Elevação da ST	não = 0, sim = 1	1,4685	$< 10^{-3}$
Sub-turno ST	não = 0, sim = 1	0,6873	0,035
Onda Q	não = 0, sim = 1	2,5920	$< 10^{-3}$

A etapa multivariada da regressão logística binária identificou oito preditores de IM (tabela 21): idade do paciente (odds ratio ajustado [OR_a= 1,04; p = 0,009), ser do sexo masculino (OR_a = 2,89; p = 0,004), hipertensão arterial (OR_a = 3,18; p = 0,002), dislipidemia (OR_a = 2,69; p = 0,021), frequência cardíaca (OR_a = 1,06 ; p < 10^{-3}ₐ); e alterações no ECG, nomeadamente elevação do segmento ST (OR = 8,25; p < 10^{-3}), infradesnivelamento do segmento ST (OR_a = 4,65; p = 0,002) e a presença de onda Q de necrose (OR_a = 19,04 ; p < 10^{-3}).

A probabilidade de ter o IDM = 1/[1+exp (-y)]; ou y = -12,7219 + $\Sigma\beta_i x_i$

Em que os coeficientes β_i representam o efeito da variável x_i ajustado para os efeitos de todas as outras variáveis incluídas no modelo. As variáveis x_i e β_i são apresentadas no Quadro 17.

Tabela 17. Factores preditivos de enfarte do miocárdio. Análise multivariada por regressão logística.

	Variáveis	Unidades	β	OU$_a$	p
x_1	Idade	anos	0,0433	1,04	0,009
x_2	Género	feminino = 0, masculino = 1	1,0616	2,89	0,004

x_3	HTA	não = 0, sim = 1	1,1576	3,18	0,002
x_4	Dislipidemia	não = 0, sim = 1	0,9912	2,69	0,021
x_5	Frequência cardíaca	bpm	0,0611	1,06	$< 10^{-3}$
x_6	Elevação da ST	não = 0, sim = 1	2,1110	8,25	$< 10^{-3}$
x_7	Sub-turno ST	não = 0, sim = 1	1,5365	4,65	0,002
x_8	Onda Q	não = 0, sim = 1	2,9465	19,04	$< 10^{-3}$

A análise do teste Hosmer-Lemeshow dá um valor Chi^2 de 8,36 (p = 0,399), indicando uma boa calibração (Fig. 29).

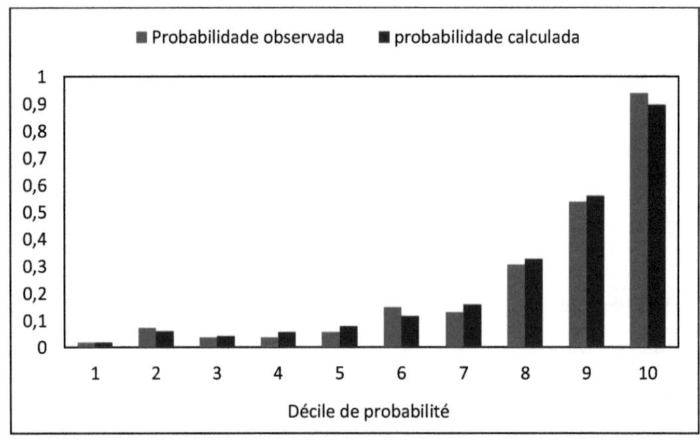

Fig. 29. Calibração do modelo logístico.

Assim, foi estabelecido um score de diagnóstico de IM tendo em conta as oito variáveis acima referidas, de acordo com a sua imputabilidade (tabela 18).

Tabela 18. Escore diagnóstico para IM.

Variáveis	Pontos	Cálculo da pontuação
Idade (em anos)	1	Idade em anos
Género (feminino = 0, masculino = 1)	25	+ 25 se for homem
HTA (não = 0, sim = 1)	30	+ 30 se a tensão arterial for elevada
Dislipidemia (não = 0, sim = 1)	25	+ 25 se houver dislipidemia
Frequência cardíaca (bpm)	1	+ Frequência cardíaca em bpm
Elevação do segmento ST (não = 0, sim = 1)	50	+ 50 se a elevação ST
Sub-turno ST (não = 0, sim = 1)	35	+ 35 se for um sub-turno ST
Onda Q (não = 0, sim = 1)	70	+ 70 se a onda Q
		= Pontuação de diagnóstico

O limiar foi fixado em 235 para obter o melhor rácio de sensibilidade/especificidade. Assim, os doentes com uma pontuação de 235 ou superior são diagnosticados com enfarte do miocárdio.

3.3.5. Análise comparativa do desempenho dos modelos de previsão

3.3.5.1. Análise das matrizes de confusão

A taxa de classificação correcta do modelo neural foi de 94,4%. Foi de 95,2% para os dados da amostra de treino e de 92,6% para os dados do grupo de teste (tabela 19).

Tabela 19. Matriz de confusão do modelo neural.

		Amostra total Valores previstos			Amostra de aprendizagem Valores previstos			Amostra de teste Valores previstos		
		IDM =0	IDM =1	Total	IDM =0	IDM =1	Total	IDM =0	IDM =1	Total
Valores observa dos	IDM =0	414	8	422	294	3	297	120	5	125
	IDM =1	22	96	118	15	66	81	7	30	37
	TBM	94,4 %			95,2 %			92,6 %		

Quanto ao modelo logístico, a taxa de classificação correcta foi de 88,5% para todas as observações. Foi de 88,4% para os dados do grupo de treino e de 88,9% para a amostra de teste (tabela 20).

Tabela 20. Matriz de confusão para o modelo logístico.

		Amostra total Valores previstos			Amostra de aprendizagem Valores previstos			Amostra de teste Valores previstos		
		IDM =0	IDM =1	Total	IDM =0	IDM =1	Total	IDM =0	IDM =1	Total
Valores observa dos	IDM =0	402	20	422	284	13	297	118	7	125
	IDM =1	42	76	118	31	50	81	11	26	37
	TBM	88,5 %			88,4 %			88,9 %		

3.3.5.2. Análise de desempenho de diagnóstico

A sensibilidade e a especificidade do grupo de teste do modelo neural foram de 81,1% e 96%, respetivamente. O VPP e o VPN foram de 85,7% e 94,5%, respetivamente (tabela 21).

Tabela 21. Desempenho de diagnóstico do modelo neural.

	Amostra total		Amostra de aprendizagem		Amostra de teste	
	%	[95% CI]	%	[95% CI]	%	[95% CI]
Sensibilidade	81,4	[65,9 - 99,3]	81,5	[71,3 - 89,2]	81,1	[64,5 - 92,0]
Específico	98,1	[96,8 - 99,4]	98,9	[96,9 - 99,9]	96	[92,6 - 99,4]
VPP	92,3	[87,2 - 97,4]	95,6	[87,8 - 99,1]	85,7	[69,7 - 95,2]
VPN	94,9	[92,9 - 96,9]	95,1	[92,7 - 97,5]	94,5	[90,5 - 98,4]

Para as observações da amostra de teste, o modelo logístico teve uma sensibilidade de 70,3%, uma especificidade de 94,4%, um VPP de 78,8% e um VAL de 91,5% (quadro 22).

Tabela 22. Desempenho de diagnóstico do modelo logístico.

	Amostra total		Amostra de aprendizagem		Amostra de teste	
	%	[95% CI]	%	[95% CI]	%	[95% CI]
Sensibilidade	64,4	[55,8 - 73,0]	61,7	[51,1 - 72,3]	70,3	[53,0 - 84,1]
Específico	98,1	[96,8 - 99,4]	95,6	[93,3 - 97,9]	94,4	[90,4 - 98,4]
VPP	79,2	[71,1 - 87,3]	79,3	[69,3 - 89,3]	78,8	[61,1 - 91,0]
VPN	9,5	[87,8 - 93,2]	90,1	[86,8 - 93,4]	91,5	[86,6 - 96,3]

3.3.5.3. Análise das curvas ROC

A comparação dos dois modelos **em** termos de previsibilidade mostra o desempenho da técnica neural em relação à regressão logística. De facto, utilizando todas as observações, a área sob a curva ROC do modelo neural (AUC = 97,8%; intervalo de confiança de 95% [IC 95%] = [96,2% - 98,9%]) é significativamente superior à do modelo logístico (AUC = 91,1%; IC 95% = [88,3% - 93,3%]) (p< 10^{-3}) (Fig. 30).

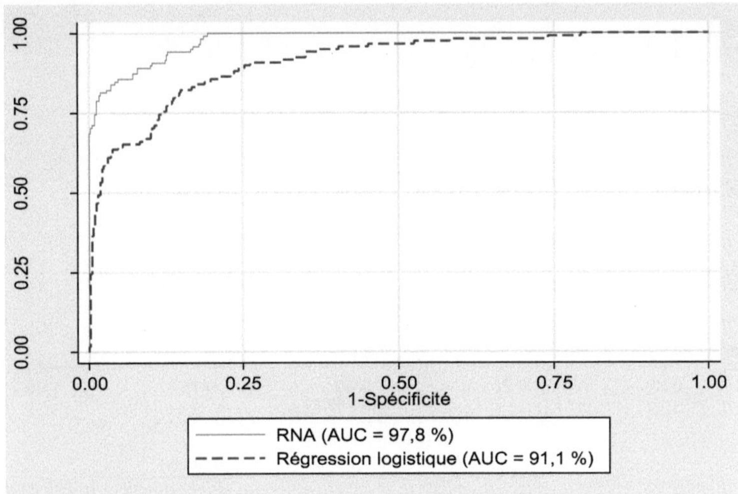

Fig. 30. Curvas ROC dos modelos neurais e logísticos para todas as observações.

A análise ROC também mostrou a superioridade da abordagem neural sobre a regressão logística, tanto para os dados de treino como para os dados de teste. De facto, para os dados de treino, a AUC do modelo neural foi de 98,2% (95% CI = [96,3% - 99,3%]) e a do modelo logístico foi de 90,8% (95% CI = [87,4% - 93,5%]) (p < ') (Fig. 31). 10^{-3}) (Fig. 31). Para os dados de teste, as AUC foram de 97,2% (IC 95% = [95% - 99,3%]) e 91,2% (IC 95% = [85,8% - 96,6%]), respetivamente (p = 0,0126) (Fig. 32).

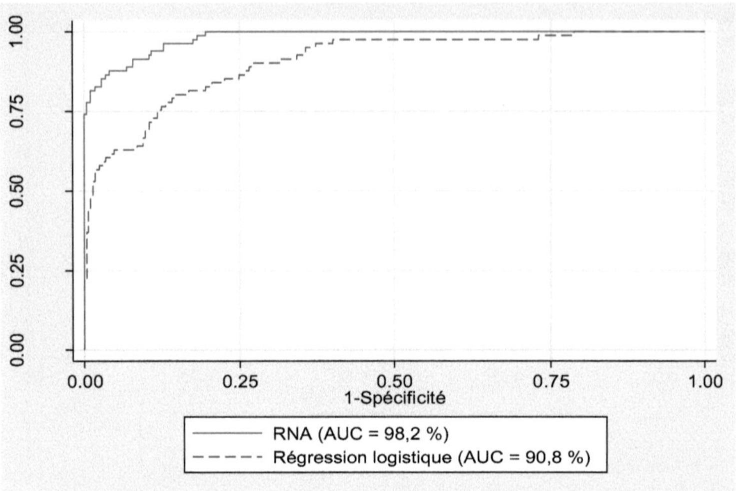

Fig. 31. Curvas ROC para os modelos neurais e logísticos do grupo de treino.

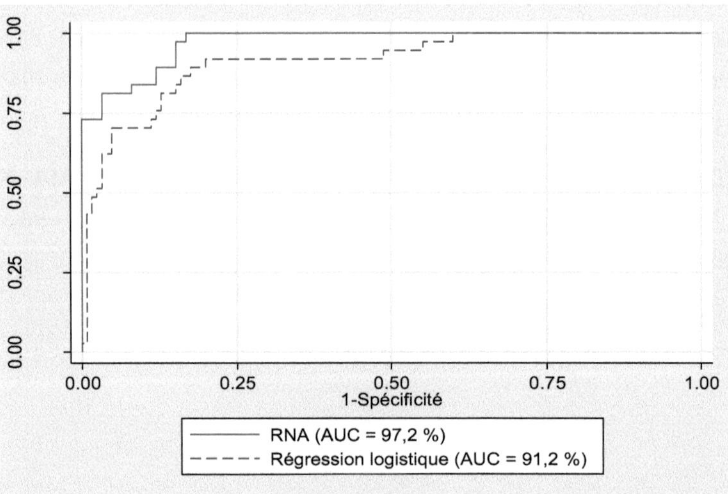

Fig. 32: Curvas ROC para os modelos neurais e logísticos do grupo de teste.

4. Conclusão

Graças aos progressos das ferramentas informáticas, dos cuidados médicos e, de um modo mais geral, do domínio biomédico, a investigação sobre os sistemas médicos inteligentes e a aprendizagem artificial desenvolveu-se consideravelmente, centrando-se em desafios comuns. Os contributos desta investigação conduziram a melhorias substanciais nos cuidados prestados aos doentes. O trabalho apresentado neste manuscrito de tese insere-se neste contexto, em que estudámos um algoritmo de aprendizagem artificial no contexto da previsão do enfarte do miocárdio.

O objetivo deste trabalho é fornecer aos médicos uma ferramenta que os ajude a tomar decisões de diagnóstico. Para tal, desenvolvemos um programa de diagnóstico automático baseado numa rede neuronal com a capacidade de identificar um doente com MDI. Esta discriminação é efectuada por referência a um valor de comparação obtido através da aplicação do algoritmo em questão. A aplicação experimental deste algoritmo confirmou a validade e a fiabilidade da técnica.

O nosso estudo preditivo foi realizado em 540 pacientes admitidos no serviço de urgência de cardiologia da EHU de Oran durante o período de janeiro a dezembro de 2015. O diagnóstico de IM foi mantido em 118 pacientes, uma proporção de 21,8%. Foi observada uma predominância masculina com uma razão de sexo de 1,9. Os factores de risco cardiovascular foram dominados pela hipertensão arterial (41,5%), seguida da dislipidemia (32,2%) e da diabetes (30,5%). O tabagismo foi referido em 22% dos doentes.

O tempo médio até a emergência foi de $26,33 \pm 21,3$ horas, com extremos de 1 a 320 horas. A elevação do ST foi observada em 71 pacientes (60,2%) e a depressão do ST em 26 pacientes (22%). Setenta e um doentes (60,2%) evoluíram para EAM com onda Q e 47 (39,8%) para EAM sem onda Q. A forma topográfica do enfarte do miocárdio foi dominada pelo enfarte anterior (50%).

A análise de sensibilidade com recurso à RNA identificou nove variáveis preditivas de EAM, nomeadamente a idade do doente, os antecedentes pessoais de hipertensão arterial, dislipidemia e doença coronária, o tabagismo, a frequência cardíaca, a elevação do segmento ST, o undershoot do segmento ST e a presença de onda Q de necrose no traçado eletrocardiográfico. Por outro lado, a fase multivariada da regressão logística identificou oito variáveis preditivas de enfarte, nomeadamente a idade do doente (OR_a = 1,04), ser do sexo masculino (OR_a = 2,89), hipertensão arterial (OR_a = 3,18), dislipidemia (OR_a = 2,69), frequência cardíaca (OR_a = 1,06); e alterações no ECG, nomeadamente elevação do segmento ST (OR_a = 8,25), elevação do segmento ST (OR_a = 4,65) e a presença de onda Q de necrose (OR_a = 19,04).

Os resultados da análise preditiva obtidos comprovam que as redes neuronais podem ser utilizadas para prever a DMI no serviço de urgência com uma sensibilidade de 81,1%, uma especificidade de 96% e uma área sob a curva ROC de 97,2%. Quanto ao desempenho diagnóstico da regressão logística, a sensibilidade foi de 70,3%, a especificidade de 94,4% e a área sob a curva ROC de 91,2%.

Assim, a rede neural do presente estudo pode ser incorporada em programas informáticos e pode detetar a presença de patologia através de variáveis de entrada.

Em comparação com o modelo logístico, a abordagem neural parece ter um melhor desempenho na previsão da DMI. A regressão logística continua a ser a escolha quando o objetivo do desenvolvimento do modelo é examinar a relação causal entre variáveis. No entanto, as RNA podem ser melhores na previsão.

5. Bibliografia

1.   OMS. Cardiovascular diseases. Fact sheet [Online]. janeiro de 2015 [Citado em. Disponível: http://www.who.int/mediacentre/factsheets/fs317/fr/index.html.
2.   INSP. Mortalidade geral. Projeto TAHINA. Instituto Nacional de Saúde Pública. Argel. 2005.
3   Charpentier S, Savary D, Lapostolle F, Chouihed T, Bonnefoy E, Manzo-Silberman S, et al. Recomendações da Sociedade Europeia de Cardiologia para a gestão de doentes com síndrome coronária aguda sem elevação do segmento ST. Annales françaises de médecine d'urgence. 2014;4:56-64.
4   . Body R, Cook G, Burrows G, Carley S, Lewis PS, Jarvis J, et al. Can emergency physicians 'rule in' and 'rule out' acute myocardial infarction with clinical judgement? Jornal de Medicina de Emergência. 2014:emermed-2014-203832.
5   Lee TH, Rouan GW, Weisberg MC, Brand DA, Acampora D, Stasiulewicz C, et al. Clinical characteristics and natural history of patients with acute myocardial infarction sent home from the emergency room. Am J Cardiol. 1987;60:219-24.
6   Emerson PA, Russell NJ, Wyatt J, Crichton N, Pantin CF, Morgan AD, et al. An audit of doctor's management of patients with chest pain in the accident and emergency department. Q J Med. 1989;70:213-20.
7   Puleo PR, Meyer D, Wathen C, Tawa CB, Wheeler S, Hamburg RJ, et al. Use of a rapid assay of subforms of creatine kinase-MB to diagnose or rule out acute myocardial infarction. N Engl J Med. 1994;331:561-6. DOI: 10.1056/NEJM199409013310901.
8.   Roberts R, Kleiman NS. O diagnóstico e o tratamento precoces do enfarte agudo do miocárdio requerem a necessidade de uma "nova mentalidade diagnóstica". Circulation. 1994;89:872-81.
9   Luepker RV. Delay in acute myocardial infarction: why don't they come to the hospital more quickly and what can we do to reduce delay? Am Heart J. 2005;150:368-70. DOI: 10.1016/j.ahj.2005.05.012.
10   McGinn AP, Rosamond WD, Goff DC, Jr, Taylor HA, Miles JS, Chambless L. Trends in prehospital delay time and use of emergency medical services for acute myocardial infarction: experience in 4 US communities from 1987-2000. Am Heart J. 2005;150:392-400. DOI: 10.1016/j.ahj.2005.03.064.
11   Azzaz S, Charbonnel C, Ajlani B, Cherif G, Convers R, Blicq E, et al, editores. Evolution of interventional management and reperfusion times in the acute phase of ST-segment elevation myocardial infarction. Annals of cardiology and angeiology; 2015: Elsevier.
12.   Le Breton H. Prise en charge de l'infarctus du myocarde: les délais. La Presse Médicale. 2011;40:600-5.
13   Atoui H. Conception de systèmes intelligents pour la télémédecine citoyenne: Villeurbanne, INSA; 2006.
14   Danchin N, Coste P, Ferrières J, Steg P-G, Cottin Y, Blanchard D, et al. Comparação da trombólise seguida de intervenção coronária percutânea alargada com a intervenção coronária percutânea primária no enfarte agudo do miocárdio com elevação do segmento ST. Circulation. 2008;118:268-76.
15   Wijns W, Kolh P, Danchin N, Di Mario C, Falk V, Folliguet T, et al. Guidelines on myocardial revascularization. European heart journal. 2010;31:2501-55.

16   Antman EM, Cohen M, Bernink PJ, McCabe CH, Horacek T, Papuchis G, et al. The TIMI risk score for unstable angina/non-ST elevation MI: A method for prognostication and therapeutic decision making. JAMA. 2000;284:835-42.

17   Ohman EM, Granger CB, Harrington RA, Lee KL. Risk stratification and therapeutic decision making in acute coronary syndromes. JAMA. 2000;284:876-8.

18   Xue J, Aufderheide T, Scott Wright R, Klein J, Farrell R, Rowlandson I, et al. Valor acrescentado do novo algoritmo informático de síndrome coronária aguda para a interpretação de electrocardiogramas pré-hospitalares. J Electrocardiol. 2004;37 Suppl:233-9.

19   Harrison RF, Kennedy RL. Artificial neural network models for prediction of acute coronary syndromes using clinical data from the time of presentation. Ann Emerg Med. 2005;46:431-9. DOI: 10.1016/j.annemergmed.2004.09.012.

20   Green M, Björk J, Hansen J, Ekelund U, Edenbrandt L, Ohlsson M, editores. Detection of acute coronary syndromes in chest pain patients using neural network ensembles (Deteção de síndromes coronárias agudas em pacientes com dor torácica usando conjuntos de redes neurais). Segunda Conferência Internacional sobre Inteligência Computacional em Medicina e Cuidados de Saúde; 2005.

21   Kennedy RL, Harrison RF. Identificação de pacientes com síndromes coronárias em evolução utilizando modelos estatísticos com dados do momento da apresentação. Heart. 2006;92:183-9. DOI: 10.1136/hrt.2004.055293.

22   Ambalavanan N, Carlo WA. Comparação da previsão de mortalidade neonatal de extremo baixo peso à nascença por análise de regressão e por redes neuronais. Early Hum Dev. 2001;65:123-37.

23   Engle RL, Jr, Flehinger BJ. Why expert systems for medical diagnosis are not being generally used: a valedictory opinion. Bull N Y Acad Med. 1987;63:193-8.

24   Kennedy RL, Harrison RF, Marshall SJ. Do we need computer-based decision support for the diagnosis of acute chest pain: discussion paper. J R Soc Med. 1993;86:31-4.

25   Drew PJ, Monson JR. Artificial neural networks. Surgery. 2000;127:3-11. DOI: 10.1067/msy.2000.102173.

26.   Baxt WG. Application of artificial neural networks to clinical medicine (Aplicação de redes neurais artificiais à medicina clínica). Lancet. 1995;346:1135-8.

27.   Thygesen K, Alpert JS, Jaffe AS, Simoons ML, Chaitman BR, White HD, et al. Terceira definição universal de enfarte do miocárdio. J Am Coll Cardiol. 2012;60:1581-98. DOI: 10.1016/j.jacc.2012.08.001.

28   Thygesen K, Alpert JS, White HD, Joint ESCAAHAWHFTFftRoMI. Universal definition of myocardial infarction. J Am Coll Cardiol. 2007;50:2173-95. DOI: 10.1016/j.jacc.2007.09.011.

29   Baxt WG, Skora J. Prospective validation of artificial neural network trained to identify acute myocardial infarction. Lancet. 1996;347:12-5.

30   Eggers KM, Oldgren J, Nordenskjöld A, Lindahl B. Valor diagnóstico da medição em série de marcadores cardíacos em doentes com dor torácica: valor limitado da adição de mioglobina à troponina I para exclusão de enfarte do miocárdio. American heart journal. 2004;148:574-81.

31.   Hajian-Tilaki K. Sample size estimation in diagnostic test studies of biomedical informatics (Estimativa da dimensão da amostra em estudos de testes de diagnóstico de informática biomédica).   Journal of biomedical informatics. 2014;48:193-204.

32   Bhatt DL, Peterson ED, Harrington RA, Ou F-S, Cannon CP, Gibson CM, et al. Prior polyvascular disease: risk fator for adverse ischaemic outcomes in acute coronary syndromes. European heart journal. 2009;30:1195-202.

33   Diakite ANF. Etude épidemio clinique et thérapeutique des douleurs thoraciques non traumatiques aux urgences: Université de Bamako; 2011.

34   . Moreno L. Avaliação do manejo da dor torácica suspeita de síndrome coronariana aguda em um departamento de emergência da unidade de dor torácica: Universidade de Toulouse III; 2015.

35   Rumelhart DE, Hinton GE, Williams RJ. Learning representation by back-propagation errors. Nature. 1986;323:533-6.

36   Hunter A, Kennedy L, Henry J, Ferguson I. Application of neural networks and sensitivity analysis to improved prediction of trauma survival. Comput Methods Programs Biomed. 2000;62:11-9.

37   Hosmer D, Lemeshow S. Applied logistic regression. Nova Iorque: Wiley; 1989.

38   Hanley JA, McNeil BJ. The meaning and use of the area under a receiver operating characteristic (ROC) curve. Radiology. 1982;143:29-36. DOI: 10.1148/radiology.143.1.7063747.

39   DeLong ER, DeLong DM, Clarke-Pearson DL. Comparing the areas under two or more correlated receiver operating characteristic curves: a nonparametric approach. Biometrics. 1988;44:837-45.

ÍNDICE

More
Books!

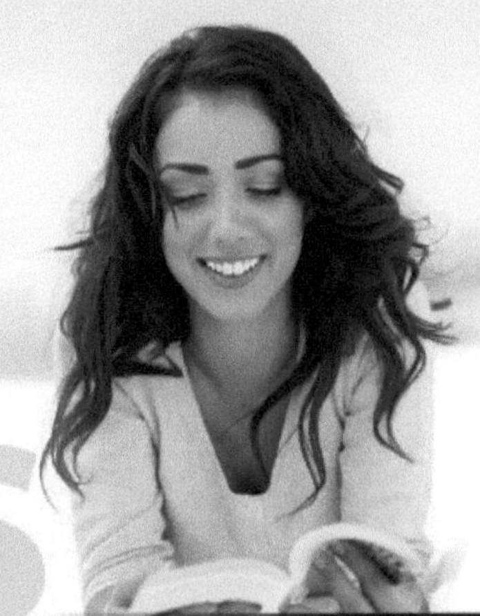

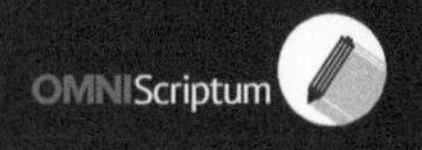

info@omniscriptum.com
www.omniscriptum.com
OMNIScriptum